DR JESUS DEN GODE DOKTOREN

BEDRE enn medisin

DR JESUS DEN GODE DOKTOREN

Jeff Smith Forfatter

Publisert av JM Smith Publishing
jks1227@yahoo.com

DEDIKASJON

Jeg har vært syk mange ganger, og det var de som hjalp meg. Leger og familie og venner var der, og uten dem ville jeg ikke bli helbredet.

Jeg hadde den beste legen i virksomheten. Dette var doktor Jesus og jeg takker den gode legen for hans helbredende kraft.

Uten den gode legen ville jeg aldri blitt helbredet av noen sykdom.

LETTER DIAGNOSE SYKDOM

Når du blir syk, hva gjør du da? Jeg sier mest rekkevidde for sin flaske av aspirin og ta to og deretter legge ned. De fleste håper at tiden alene vil helbrede dem og kanskje trenger de ikke gjøre mer. De har gjort jobben sin. Ha kanskje litt kyllingsuppe og ring vennene deres eller legg ut på nettet, dette er ikke en god dag for dem.

De symptomene vanligvis blir verre før de blir bedre. Dette får oss til å vurdere på nytt hva som er galt med oss. Har du noen gang vært syk før? Mange ganger jeg er sikker. Hva helbredet deg? Gikk du til lege?

Hvorfor føler vi oss slik? Hvorfor fortjener jeg dette? Jeg har ting jeg burde gjøre akkurat nå, men det kan jeg ikke.

Vil vår diagnose eller innspill fra venner hjelpe oss? Kanskje vil det være noen, men vi er fremdeles syke. Hjem rettsmidler og over skranke meds kan lette symptomer , men vi må tåle dette.

For å bli frisk hva trenger vi ? Det må være noe som får meg til å føle meg bedre. Kroppen min gjør vondt og tankene mine gjør vondt. Etter hvert som tiden går ser det ikke ut til at det blir bedre. Bør jeg gi opp? Jeg vil ikke gi opp, men ikke mye håp for øyeblikket.

Det er her den gode legen kommer inn i rommet. Selv om du ikke ber Han vil betale deg et besøk. Når han først er i rommet, kan selvdiagnosen min opphøre. Husk at vi har vært syke en stund . Hvorfor kom han ikke før? Vel, han var der hele tiden, og du så ham ikke. Han burde vært din første tanke, ikke en sistnevnte tanke.

Vi ønsker å lære deg hvordan du kan tilkalle ham når du er syk.

Vil han hjelpe deg? Ja, det vil han ... HVER gang. Han er kanskje den eneste legen som ringer.

La meg si noe om medisinske leger. De er noen av de mest viktige mennesker og de fleste spesielle mennesker på jorden, men de jobber for Good Doctor.

Øyekirurgen fortalte meg nylig at "Jesus gjør alt. Jeg er ganske enkelt instrumentet han bruker. "Dette er en velutdannet mann som har deltatt i mange helbredelser.

Det er mulig vår egen diagnose kan bremse helbredelsen. Vi bør først søke Dr. Jesus, og det vil fremskynde prosessen.

Du trenger Jesus, men han trenger deg også.

The point of denne boken er å utdanne deg til å komme for Jesus før du kommer for medisin. Du trenger kanskje medisin, men Jesus er den beste medisinen du noensinne vil finne.

Jeg håper du har tatt imot Jesus, men selv om du har ikke han er der for å hjelpe deg og helpall av menneskeheten. Han elsker alle og vil være en lege til ALLE. Å vite at han er der, bør minske den fysiske smerten.

Jeg har vært vitne til dette. Jeg så en dame på et sykehus som ikke hadde flyttet på dager og klaget av smerter. Så setter hun seg opp og smiler og hyler "der er han. Jesus er der ... kan dere ikke se ham? "Jeg tror Jesus ringer sykehus hver dag. Han kan ha vært den første kapellanen i historien.

Jesus er kanskje den eneste som er lege og kapellmester også.

Du trenger ikke å ha ham oppført på forsikringskortet ditt . Det er ingen egenandel eller medlønn forfaller.

Du fikk denne fordelen ganske enkelt av å være født.

Fortjente du denne fordelen? Nei. Ingen av oss fortjener dette, men det er til virkelig fordel.

Du kan ikke miste forsikringskortet ditt. Politikene dine forblir intakte. I Faktisk får du full dekning, selv om du ikke har en policy. Fortell det til en forsikringsselger. Fortell alle om denne helsepolitikken. Du kan ha å fortelle dem dobbelt så de ikke skal tro den første melding.

HVORDAN DU BEHANDLER SIKKERHETEN

Den første biten av rådene vi har er å glemme diagnosen. Prøv å ikke finne ut av det. Stol på den gode legen.

Denne mannen vet hva han er gjør. Stol på meg på den. Han har all erfaring og kunnskap som er nødvendig for å behandle deg. Han trenger ikke medisinske tidsskrifter eller tester fra laboratoriet. Stol på meg på at du vet at du kanskje ikke ser ham ved sengen din, men at han er der. Han kan være på flere sengekanten på den samme tiden og han trenger ikke en fil eller et skjema for å opprettholde sin medisinske oppgaver.

The Good Doctor har det travelt med å komme til deg. Faktisk

Jeg spurte legen hvor ofte skulle jeg be? Han sa til meg "en gang om dagen." Begynn bønnen din når du våkner og ikke slutte å be før du legger deg om natten.

Mens du er sover Han kan bli gjort mental eller fysisk kirurgi et sted. Jeg var syk og han gikk på rommet mitt kledd som lege. Jeg sa "hei Doc". Jeg tror han likte å bli kalt det og likte at jeg anerkjente ham som den gode lege. Jeg spurte ham hva slags for behandling gjorde han anbefaler? Han fortalte meg den samme behandlingen for alle sykdommer. Han sa at medisin og leger er alle viktige. Han sa at alle leger jobber for ham. Han sa i stedet for piller tre ganger om dagen for å be til ham tre ganger om dagen. Han sa til kalle på ham hele tiden under sykdom. Han sa også å tilkalle ham hele tiden når vi

føler deg bra, da det kan forhindre at vi blir syke.

Jeg spurte Dr. Jesus om han ville skrive en resept for meg. Han sa at resepten allerede var på plass, og at det ikke var behov for resept for bønn.

Jeg spurte kunne jeg overdosere på resepten? Han sa at hvis han foreskrev bønn tre ganger om dagen, og jeg ba tusen ganger om dagen, var det i orden. Stol på ham for å behandle sykdommen. Følg hans ord og bedring vil bli raskere.

KAN jeg være på medisinsk personell?

Jeg spurte den gode legen dette spørsmålet. Hvor får jeg lisenser til å være medisinske ansatte? Han ba meg lese manualen så ofte som mulig. Han sa å lese manualen daglig.

Jeg spurte den Doctor "hva er det navn av denne manualen Du forteller meg om? "Han svarte ' THE BIBLE'.

For å bli offisielt lisensiert, må jeg gi livet mitt til ham, og hvis jeg gjør det, er jeg offisielt medlem av Team Jesus. Du trenger ikke mange års medisinsk skole, men når personalet begynner med mange år med kontinuerlig opplæring. Uavhengig av din alder, du må stadig søke Hans kunnskap og lederskap.

Jeg spurte legen hvordan jeg kunne behandle pasienter. Han sa starte med hjemmet og be for alle i hjemmet. Sett deg inn i bilen din og be for alle du ser. Kjør ved et sykehus og stopp. Be for alle på sykehuset. Be for de ansatte på sykehuset. Husk at de jobber for meg sa han. Se nyhetene og be for alle som er involvert i historiene de forteller. Be for lederne våre at de forblir sunne. Be for folk du kanskje ikke liker. Husk at jeg jobber med dem, og du er min partner nå og teammedlem. Tenk på alle som har krysset din vei i løpet av livet og be om at de er sunne i kropp og ånd. Vet om de har gått videre, at vi har et flott helseprogram der. Det er ingen sykdom i himmelen. Hvorfor ? Han sa at en av grunnene var alle bønnene som ble gitt mens de var på jorden av mange andre grunner.

Merk jeg er prøver å skrive , og den legen vil ikke ta en pause. Han gir meg innsikt, men slutter aldri jobben sin et øyeblikk.

Jeg ville gjerne å ansette denne fyren , men han gjorde si han ville tjene mitt selskap i en rådgivende kapasitet. Han sa at ingen spørsmål var utenfor grensene. En av hans helsemessige fordeler er hvis tankene våre går til områder der vi ikke bør være, at han vil føre oss til et bedre område eller grønnere beiteområder. Han sa at manualen han beskrev tidligere dekker dette .

Jeg spurte ham hva kan jeg gjøre med mennesker som tror annerledes enn jeg gjør? Han sa be for dem, og han sa at disse menneskene kan komme inn døra mi og snakke med meg når som helst de vil. Han sa: "Jeg vil gjøre tid for dem , og jeg kan gi deg tanker til hjelp meg med dem."

Jeg er lærer så mye fra den gode legen og han vil svare deg også. Be meg eller noen kristen om nummeret hans. Jeg er ikke sikker på om han har e-post, men han vil lese alt du skriver.

Jeg hadde en fotograf tilgjengelig da Han ga meg en kopi av manualen .

En ting til Doctor liker hvis du gi en kopi av denne håndboken til så mange "medisinske pasienter" som du kan.

Dette kan til og med føre til at du tjener en mastergrad fra Good Doctor.

LETTER Sjekk ut denne manualen

Hva med denne håndboken jeg stadig hører om? De journalister som brøt historiene i manualen. En re de sertifisert journalister? Jeg har hørt at de alle har stor troverdighet og fikk den opplæringen som er nødvendig for å være kvalifisert for deres stilling.

Min nysgjerrighet er å få det bedre for meg. Jeg har lest manualen mange ganger, og hver nye gang jeg leser får jeg ny innsikt i alle ting. Kanskje det er grunnen til at manualen blir referert til som det levende ord. Mine forfattere er ikke det levende ordet, men da er jeg ikke den gode legen.

Er det noen historier i håndboken som beskriver den gode legen som utfører medisinsk arbeid? Jeg vet at han er Guds sønn, men også lege? Er han virkelig lege også?

Vi vet at Jesus er den Healer av sjel og kropp, og Det nye testamente er full av beretninger om hans mirakuløse verk. Men hvordan skiller vi mellom Jesus som helbreder og Jesus som lege? Jeg vil hevde at de to går hånd i hånd og er de samme.

Når vi fortsetter med refleksjonene våre om Jesu navn og titler, ønsker vi å tenke litt i dag, reflektere litt i dag, om Jesus som lege. Som tittel finner du ikke dette - hvordan kan du si det? - direkte i Skriften. Du har absolutt aktiviteten til Jesus som en healer, som den som helbreder, som legen. Han har fått tittelen The Good Doctor.

Etter at han er døpt i Jordan, etter at han er fristet i ørkenen, kommer han ut til folkemengdene, og han arbeider med å helbrede alle slags sykdommer, og det lister til og med dem: epileptikere og galninger og lammere og alt disse menneskene som lider.

Nå, ingen o n e c e n n r e en d t han nye testamente Matteus, Markus, Lukas, for sikkert, uten å se hvordan Jesus blir helbredet praktisk talt på hver side, tilgi synder, healing sjel og kropp, liv av mennesker. Og så i Johannes-evangeliet hvor du har helbredelsene til Jesus kalt "tegnene", der han helbreder hunden til hundreåringen; Han helbreder den lammede på det helbredende stedet til Betesda; Han helbreder mannen som ble født blind. Og, for selvfølgelig, den ultimate healing er restaurering til livet av de fire-dagers-døde lik, Lasarus.

Men det vi ønsker å se nå, veldig, veldig direkte og veldig enkelt, er at Jesus har den helbredende kraften. Han er lege. Han leges. Han leger kroppslige sykdommer. Og de er oppført. Jeg allerede oppført hvor det står i den

Skriften som [Han helbredet] "all slags sykdom," står det, at de kom til ham. Jeg tror at det er i Matteusevangeliet, hvor de til og med i begynnelsen sier hva disse var, den typen helbredelser som han faktisk gjorde.

Når vi ser på Jesus som den Healer, det er mange ting som vi må forstå, at vi kan nevne som vi gjør denne meditasjonen. Først av alt, i Skriften det er veldig klare på at menneskelige vesener har sykdommer i hjernen og kroppen, av sjel og deres kjøtt, fordi av synd. Det er denne absolutt ontologiske, organiske forbindelsen mellom ondskap og sykdom. I Genesis-beretningene er det selvfølgelig et av poengene som blir gjort. Når Adam og Eva er i paradis og er adlyde Gud og nyter livet i den hagen, det er ingen sykdom; det er ingen sykdom; det er ingen sorg; det er ingen lidelser; mens når de bryter fellesskap med Gud, når de er kastet ut av paradis, så de blir kastet inn i en verden av sykdom, og til og med terror.

Dette kommer tilbake til manualen jeg har nevnt mange ganger. Det kan være bedre å leve etter Jesu ord enn å ta medisiner. Det er hele poenget med denne boken.

Denne døden er der. Vi er gjort for å være sønner av Gud. Adam er kalt den sønn av Gud, men vi dø som en hvilken som helst dyr i feltet. Vi bare omkomme som helst form for dyr, men kravet er: det er på grunn av vår bryte fellesskapet med Gud, gjennom ulydighet av budene. Og her ville Skriftlæringen være veldig tydelig: Hvis vi holder Guds bud og vi forblir i fellesskap med Gud og lever av Guds Ånd, ville vi ha makt over enhver ond ånd og over enhver sykdom og enhver sykdom. Vi ville være i stand til å holde [oss selv] i live, men ingen av oss kan gjøre det. Gjennom Jesus kan vi beseire døden, men bare gjennom ham og gi livet til ham. Dette er den eneste måten å beseire sykdom og død.

Og når Han blir korsfestet, de selv håne ham og si: "Kunne ikke han som [har] åpnet øynene til den blinde, holdt seg fra å bli korsfestet?" Og svaret er: av kurset Han kunne ha, men den eneste måten han kan til slutt helbrede verden, og helbrede alle sykdommer av menn og øke opp den døde, hvor den døde kommer på grunn av sykdommer og terror og vold av menneskeliv, den eneste måten han kan gjøre det ultimate er ved å stryke den i sin essens og på sitt aller kjerne og i sin aller røtter, ved å dø selv.

Han tar det på seg selv og han helbreder det hele med sitt eget blod. Han ødelegger alt mørket og sykdommene ved å tåle all den plage og lidelse selv. Den gode legen visste at han satte ut åndelig medisin for alle og å holde ut gjennom alle tider. Igjen er dette bevis på at han er den gode lege, fordi han kan beseire enhver sykdom.

Det er absolutt en lære av Den hellige skrift, i det gamle og det nye testamentet, at bare Gud har den helbredende kraften. Mennesker har ikke helbredende kraft. Mennesker har helbredende kraft bare gjennom Guds nåde, og helt sikkert i Bibelen har du profetene som gjorde helbredelser, men du har også apostlene til Kristus, som gjør helbredelser. Jeg sier at den eneste helbredende kraften vi har i dag, er gjennom bønn til den gode legen. Husk at han foreskrev dette.

Hva med en resept fra Good Doctor? Har du noen gang sett en?

BESKRIVELSE SOM SKAL BRUKES PÅ HJEMMESFARMASJON SOM INSTRUKSERT FOReskrevet av DR. J CHRIST MD
HOVEDFYSIKER

BØNNE ET MINDTUM AV TRE GANGER DAG KAN GJERNES MED ELLER UTEN

VANN KJEMMER TATT MED ELLER
UTEN MAT
HVIS DU BIDER HØYT, IKKE HAR
EN MUNDE MAT OG VANN
DETTE GJELDER DIN HELSE

Hold resepten praktisk. Den er påfyllbar. Du kan dele denne resepten med andre. Han er ikke en ren mann. Det er det hele poenget. Han er ikke presentert på de sidene av Skriften som en ren mann. Ingen av de evangeliene viser ham som en ren mann. Han er lege.

Gud alene er den Physician av våre sjeler og kropper, og så Kristus er den Physician av våre sjeler og kropper, og Han viser at i hans menneskelighet ved Hans menneskelig aktivitet. Den ene Kristus, både guddommelig og menneskelig, han helbreder oss. Så noen som kan gjøre en fantastisk, mirakuløs visning av kraft fra Gud, de gjør det med bønn, ved tro, ved nåden, ikke ved sin egen person eller sin egen makt. Men Jesus er selve Guds kraft; det er en av titlene. Han er Guds kraft .

En annen ting som vi bør nevne når vi tenker på leger, er at det er leger blant mennesker som har den spesielle kallen til å være lege, og leger er velsignet i Den hellige skrift. De er definitivt velsignet. Fra Skriften heter det Ære legen med

den ære grunn til ham, i henhold til ditt behov for ham, for Herren skapte ham. For helbredelse kommer fra Den Høyeste . Og han vil motta en gave fra den kongen. Den ferdighet av lege løfter opp hodet, og i nærvær av store menn han beundret. Herren skapte medisiner fra den jorden, og en fornuftig mann vil ikke forakte dem. Ble ikke vann søtt med treet for at Guds kraft kunne bli kjent? Han ga ferdighet til menn, at han kan bli herliggjort i hans vidunderlige gjerninger. Ved dem helbreder han og tar vondt bort. Farmasøyten lager av dem et medikament, en forbindelse. Hans gjerninger vil aldri bli ferdige, for fra ham er helsa over jorden.

Min sønn, når du er syk, trenger ikke være uaktsom, men be til den Herren og han vil helbrede deg. Gi opp dine feil og rette din hender rett. Rens ditt hjerte fra all synd. Gi et søtlig luktende offer, en minnesdel av fint mel. Helle olje på tilbud, så mye som du kan ha råd til, og gi den legen hans sted, for den Herren skapte ham. La ham ikke forlate deg, for det er behov for ham. Det er en tid da suksess ligger i hendene på leger, for de, også, vil be til den Herren, at han vil gi dem i å lykkes i diagnose og i healing av hensyn til å bevare liv. Jesus, derimot, kan gi en healing til en person-en mental healing, åndelig helbredelse, en kroppslig healing, fysisk healing-for noen ultimate formål av frelse. Og her er undervisningen veldig tydelig i Det nye testamentet, at hvis Jesus aldri gjør en helbredelse bare for å vise seg fram ... var Jesus ikke en tro-healer i den forstand.

Kan leger redde deg? Det kan hende at leger redder deg, men med en gang, men leger kan ikke redde deg til syvende og sist. Og hvis leger, leger, kan redde deg straffbart, helbrede deg av sykdommer med såkalte naturlige midler, er det fordi de ved deres undersøkelse, deres intellekt, de kreftene de har gitt dem av Gud, hvordan de kan manipulere realiteter og medikamenter og forskjellige kjemikalier og hvordan man kan skjære med kniver i kirurgi og bruke teknologisk utstyr. Gud gir dem krefter til folk i for å være i stand til å gjøre det, og det er grunnen til at leger blir rost. Jesus gjør mange ganger sitt arbeid gjennom leger. De fleste leger vil fortelle deg at de får sin styrke fra ham.

Min kone går til lege, og det aller første han gjør er å be. Det alene gjør at hun føler seg bedre, og dette er en gave fra den gode legen. Det må imidlertid sies to ting om det. Nummer én er: at kraften kommer fra Gud. Selv om du tenker på det som rent naturlig. Men samtidig er det ikke noe som er rent naturlig. Guds nåde er involvert i alt.

En ting er for at i dag: healing er bare ultimate tiden som kommer, og Gud alene er Helbrederen. Og helbredelse er ikke et mål i seg selv; det er for den ære av Gud, frelse sjeler-våre egne og andre [folks]. Og en stor hemmelighet er i drift her i det området av healing. Men Healer er Gud, Healer er Kristus, den eneste legen med en bestemt artikkel: den Physician er Jesus Kristus, vår Herre. Og så, Jesus som den Lege er en av de måtene som vi tar ham, be til Ham, tilbe og tilbe Ham, og forkynne og lære ham, ifølge til gamle og skrift.

Les gjennom den Manual og se om du får noen av de innsikter som er gitt til meg. Jesus vil avsløre mange ting for deg ved at du bruker tid i håndboken.

DEN GODE DOKTOREN I SKRIFT

2. Mosebok 15:26

Og han sa: "Hvis du vil streb til stemmen til Herren din Gud, og gjøre det som er rett i hans øyne, og gir akt på hans bud, og holder alle hans forskrifter, jeg vil sette ingen av de sykdommer på du som jeg har pålagt egypterne, for jeg, Herren, er din healer. "

Salme 147: 3

Han helbreder ødelagte hjerter og binder opp sårene deres.

Matt 9,12

Men da Jesus hørte dette, han sa: "Det er ikke de som er friske som trenger en lege, men de som er syke.

Markus 2:17

Og hørte dette, Jesus sa til dem: "Det er ikke de som er friske som trenger en lege, men de som er syke, jeg er ikke kommet for å kalle rettferdige, men syndere."

Lukas 5,31

Og Jesus svarte og sa til dem: "Det er ikke de som er godt som trenger en lege, men de som er syke.

Lukas 4:23

Og han sa til dem: "Ingen tvil om at du vil sitere dette ordtaket til meg: 'Lege, leg deg i hjel! Hva vi hørte ble gjort på Kapernaum, gjør også her i hjembyen din.'"

Hosea 6: 1

"Kom, la oss vende tilbake til Herren, for han har revet oss, men han vil helbrede oss; han har såret oss, men han vil bandasje oss.

Bibelen snakker ofte om mirakuløs helbredelse gjennom Jesu Kristi verk og tro på Gud. Vårherre er i stand til å gi trøst og helbredelse for deg og dine kjære. Når du er overveldet med helsemessige problemer, dårlige nyheter, eller forholdet kamper, den Ord av Gud kan være din kilde til overnaturlig hjelp. Ikke gi opp! Gud lover større ting i vente - en fremtid fylt med løfte og håp! Denne samlingen av Skrifter om helbredelse vil gi oppmuntring, styrke og trøst når du fokuserer på Guds helbredende kraft.

Å be Skriften tilbake til Gud er en fantastisk måte å fokusere på hans løfter og tilbud. Du kan be disse bibelversene høyt om ditt liv, sykdom og dine kjære . I tillegg, her er en kort bønn for helbredelse som du kan bruke: Fader, hjelp meg å holde mitt fokus på deg når den smerte og vondt er overveldende. Hjelp meg å være trofast og se det gode og velsignelsene som omgir meg. Vennligst styr mitt sinn, hjerte og kropp og leg meg i dag. Måtte Den Hellige Ånd veilede meg i fred og trøst i dag. Amen."

Utvikle din egen bønn som du kan resitere når du vil. Øv og utvikle dette. Husk at han ga deg resept på bønn.

HELE MIRKLER FOR JESUS

Helbredende bibelvers

Bibelen snakker ofte om mirakuløs helbredelse gjennom Jesu Kristi verk og tro på Gud. Vårherre er i stand til å gi trøst og helbredelse for deg og dine kjære.

Når du er overveldet med helsemessige problemer, dårlige nyheter, eller forholdet kamper, den Ord av Gud kan være din kilde til overnaturlig hjelp. Ikke gi opp! Gud lover større ting i vente - en fremtid fylt med løfte og håp! Denne samlingen av Skrifter om helbredelse vil gi oppmuntring, styrke og trøst når du fokuserer på Guds helbredende kraft.

Skrifter om fysisk helbredelse

Det er dokumentert gjennom både gamle testamente og Det nye testamente Skriften at Gud ikke har den makt til å helbrede våre fysiske kropper. Mirakuløse helbredelser skjer fremdeles i dag! Bruk disse bibelversene til å snakke med Gud om din smerte og for å fylle hjertet ditt med håp.

"Leg meg, Herre, så blir jeg helbredet; redd meg og jeg blir frelst, for det er jeg som jeg berømmer." ~ Jeremia 17:14

"Er noen blant dere syk la dem ringe? De eldste i kirken for å be over dem og salvet dem med olje i det navn av den Herren. Og den bønn som tilbys i tro vil gjøre den syke personen godt, Herren vil heve dem opp Hvis de har syndet, blir de tilgitt. " ~ James 5: 14-15

"Han sa:" Hvis du lytter nøye til Herren din Gud og gjør det som er rett i hans øyne, hvis du tar hensyn til budene hans og holder alle hans forordninger, vil jeg ikke føre til deg noen av sykdommene jeg førte på Egypterne, for jeg er Herren, som helbreder deg. "~ 2. Mosebok 15:26

"Tilbe den Herren din Gud, og hans velsignelse vil være på din mat og vann. Jeg vil ta bort sykdom blant dere ..." Exodus 23:25

"Så frykt ikke, for jeg er med deg; ikke bli forferdet, for jeg er din Gud. Jeg vil styrke deg og hjelpe deg; jeg vil støtte deg med min rettferdige høyre hånd." ~ Jesaja 41:10

" Sikkert Han tok opp vår smerte og bar vår lidelse, men vi betraktet ham straffet av Gud, rammet av ham . Og plaget Men han ble såret for våre overtredelser, knust for våre misgjerninger, straffen som førte oss fred var på ham, og ved hans sår vi blir helbredet." ~ Jesaja 53: 4-5

"Men jeg vil gjenopprette deg til helse og helbrede sårene dine," erklærer Herren "~ Jeremia 30:17

"Se nå at jeg selv er han! Det er ingen Gud utenom meg. Jeg drept og jeg bringe til liv, jeg har såret og jeg vil helbrede, og ingen en kan levere ut av min hånd." ~ Mosebok 32:39

"Hvis mitt folk, som blir kalt ved mitt navn, vil ydmyke seg og be og søke mitt ansikt og vende seg fra deres onde veier, da vil jeg høre fra himmelen, og jeg vil tilgi deres synd og helbrede deres land. Nå har mine øyne vil være åpne og ørene mine oppmerksomme på bønnene som tilbys på dette stedet. " ~ 2 Krønikebok 7: 14-15

"Du restaurert meg til helse og la meg leve Sikkert det. Var for min fordel at jeg led slik angst. I din kjærlighet du holdt meg fra den pit av ødeleggelse, du har lagt alle mine synder bak din rygg." ~ Jesaja 38: 16-17

"Jeg har sett deres veier, men jeg vil helbrede dem; jeg vil lede dem og gjenopprette trøst for Israels sørgende og skape ros på leppene. Fred, fred, for de fjerne og fjerne," sier Herren. "Og jeg vil helbrede dem. "~ Jesaja 57: 18-19

"Likevel vil jeg bringe helse og helbredelse til det. Jeg vil helbrede folket mitt og la dem få glede av rikelig fred og sikkerhet." ~ Jeremia 33: 6

"Kjære venn, jeg ber om at du kan nyte god helse, og at alt kan gå bra med deg, selv når din sjel blir godt sammen." 3 Johannes 1: 2

"Og min Gud vil dekke alle dine behov i henhold til rikdommen av hans herlighet i Kristus Jesus." ~ Filipperne 4:19

"Han skal tørke bort hver tåre fra deres øyne. Det skal ikke være mer død' sorg eller skrik eller smerte, for den gamle orden på ting har gått bort." ~ Åpenbaringen 21: 4

Åndelige og følelsesmessige helbredende skrifter

Synd, overgrep, omsorgssvikt, avvisning, svik ... alt forårsaker store følelsesmessige og åndelige smerter som skader akkurat som fysisk smerte gjør. Gud, vår store lege kan helbrede våre ødelagte hjerter fullstendig og binde sårene våre og helbrede og gjøre oss hele. Åndelig og emosjonell helbredelse er ofte en prosess med trinn som vi trenger å sette handling bak. Bruk følgende bibelvers for å lede ditt hjerte og sinn mot full bedring.

"Min sønn, ta hensyn til hva jeg sier, slår øret til mine ord. Må ikke la dem ut av ditt syn, holde dem i ditt hjerte, for de er livet til de som finner dem, og helse for hele ens kropp." ~ Ordspråkene 4: 20-22

"Et muntert hjerte er god medisin, men en knust ånd tørker opp beinene." ~ Ordspråkene 17:22

"Det er en tid for alt, og en sesong for enhver aktivitet under himmelen: en tid for å bli født og en tid til å dø, en tid til å plante og en tid til å utrotte, en tid til å drepe og en tid til å lege, en tid til å rive ned og en tid til å bygge, en tid til å gråte og en tid til å le, en tid til å sørge og en tid til å danse, en tid til å spre steiner og en tid for å samle dem, en tid til å omfavne og en tid til å avstå fra å omfavne, en tid for å søke og en tid å gi opp, en tid å holde og en tid å kaste bort, en tid til å rive og en tid til å reparere, en tid til å stille og en tid til å snakke, en tid til å snakke kjærlighet og en tid til å hate, en tid for krig og en tid for fred. " ~ Forkynneren 3: 1-8

"Herre, være nådig mot oss, vi lengter etter deg Være vår styrke. Hver morgen, vår frelse i tid av nød."
~ Jesaja 33: 2
" Derfor bekjenner dine synder til hver andre og be for hverandre, så dere

kan bli helbredet. Bønn Et rettferdig person er kraftig og effektiv." ~ 5: 6

"Han selv bar våre synder" i sin kropp på den korset, slik at vi kan dø bort fra syndene og leve for rettferdigheten, 'ved hans sår du har blitt helbredet' ~ 1 Peter 2:24

"Fred etterlater jeg dere,. Min fred gir jeg dere jeg ikke gi til deg som den verden gir. Må ikke la dine hjerte forferdes, og ikke vær redd." ~ Johannes 14:27

"Kom til meg, alle dere som er trette og tyngende, og jeg vil gi deg hvile. Ta mitt åk på deg og lær av meg, for jeg er blid og ydmyk av hjerte, og du vil finne hvile for dine sjeler. For Min åket er lett, og byrden min er lett. " ~ Matteus 11: 28-30

"Han gir styrke til de trette og øker de svakes kraft." ~ Jesaja 40:29

"Ingen fristelser har overgått deg bortsett fra det som er vanlig for menneskeheten. Og Gud er trofast; Han vil ikke la deg friste utover det du kan bære. Men når du blir fristet, vil han også gi en vei ut slik at du kan tåle det ." 1. Korinter 10:13

Helbredende vers fra Salmer

Den Book of Salmene er en samling av skrik, bønner og ros. Forfatterne av hvert kapittel opplevde enhver kamp, hjertesorg og frykt som kunne tenkes. Denne samlingen med trøstende vers vil hjelpe deg med å lede mot hel og fullstendig helbredelse. "Da ropte de til Herren i deres trøbbel, og han reddet dem fra deres nød. Han sendte ut sitt ord og helbredet dem; han reddet dem fra graven. La dem takke Herren for hans usvikelige kjærlighet og sine fantastiske gjerninger. for menneskeheten. " ~ Psalms 107: 19-21 "Herre min Gud, jeg ropte til deg om hjelp og deg helbredet meg. "~ Salme 30: 2

"De rettferdige roper, og Herren hører dem. Han frelser dem fra alle deres trøbbel. Herren er nær de ødelagte og frelser dem som er knust i ånd. Den rettferdige kan ha mange problemer, men Herren frelser ham fra dem alle, han beskytter alle hans ben, ikke ett av dem vil bli brutt. Evil vil drepe den ugudelige, de fiender av de rettferdige vil bli fordømt Herren vil redde sine tjenere. ingen som

tar tilflukt på ham, skal bli fordømt. " ~
Salme 34: 17-22

"Lov Herren, min sjel, og glem ikke
alle hans fordeler - som tilgir all din skyld
og leger all din sykdom, som forløser ditt
liv fra den gropen og . Kroner deg med
kjærlighet og medfølelse" ~ Salme 103: 2-
4

Vær barmhjertig med meg, Herre, for
jeg er svak; leg meg,
Herre, for mine bein er smertefulle. "~
Salme 6: 2

" Herren beskytter og bevarer dem -
de blir regnet blant de velsignede i landet.
Han overgir dem ikke til deres fienders
ønske. Herren opprettholder dem på
deres sykebed og gjenoppretter dem fra
deres sykdomsbed." ~ Salme 41: 2-3

"Jeg sa:" Vær barmhjertig med meg,
Herre; leg mig, for jeg har syndet mot deg.
" ~ Salme 41: 4

"Han helbreder ødelagte hjerter og
binder opp sårene deres." ~ Salmenes
147: 3

"Herren er min hyrde, jeg mangler
ingen ting. Han lar meg ligge i grønne
enger, han leder meg ved siden av rolige
farvann, han frisker min sjel. Han leder
meg sammen de rette stier for sitt navns
skyld. Selv om jeg går gjennom den den
mørkeste dalen, jeg vil ikke frykte noe

ondt, for du er med meg; din stang og din stab, de trøster meg. Du lager et bord foran meg i nærvær av mine fiender. Du salver mitt hode med olje, min kopp flommer over. din godhet og kjærlighet vil følge meg alle de dagene i mitt liv, og jeg skal bo i huset for Herren for alltid." ~ Salmene 23
"Hør, Herre, og vær barmhjertig mot meg; Herre, vær min hjelp." Du forvandlet mitt gråtende til dans; du fjernet sekkekluten min og klædte meg med glede. "Psalms 30: 10-11
"Mitt kjød og mitt hjerte kan mislykkes, men Gud er mitt hjertes styrke og min del for alltid." ~ Salme 73:26

Helbredende mirakler av Jesus

Jesu helbredelse er for i dag like mye som det var da han vandret på jorden og utførte mirakler av healing den syke og funksjonshemmede. Det Bibelen forteller oss at "Men han ble såret for våre overtredelser, Han ble knust for våre misgjerninger straffen som førte oss fred var på Ham, og ved hans sår vi blir helbredet." ~ Jesaja 53: 5. Jesus kan fortsatt lege i dag!

"Jesus gikk gjennom hele Galilea og lærte folket i deres synagoger, forkynte den gode nyheten av den riket og helbredet all sykdom og sykdom blant de menneskene. Nyheter om ham spredte seg over hele Syria, og folk førte til ham alle som var syke med ulike sykdommer, de som lider av alvorlig smerte, de demonbesatte, de som har anfall og lammet, og han helbredet dem. " ~ Matteus 4: 23-24

"Jesus kalte sine tolv disipler til ham og ga dem autoritet til å drive ut urene ånder og for å helbrede enhver sykdom og sykdom ... Helbrede de syke, oppdra de døde, rens de som har spedalskhet, drive ut demoner. Du har fritt mottatt; fritt gi ." ~ Matteus 10: 1-8

"Hørte dette, sa Jesus til dem:'Det er ikke de friske som trenger en lege, men de syke. Jeg har ikke kommet for å kalle rettferdige, men syndere.'~ Mark 02:17

"Jesus gikk gjennom alle byene og landsbyene og lærte i deres synagoger, forkynte den gode nyheten for de rike og helbredende hver sykdom og sykdom." ~ Matteus 9:35

"Han sa til henne:" Datter, din tro har helbredet deg. Gå i fred og bli frigjort fra din lidelse. "~ Markus 5:34

"En dag Jesus underviste, og fariseere og skriftlærde satt der. De var kommet fra hver by i Galilea og Judea og Jerusalem. Og den kraften av den Herren var med Jesus å helbrede den syke. Noen menn kom frakte en lam mann på en båre og prøvde å ta ham inn i huset for å legge ham ned foran Jesus. Når de ikke kunne finne en måte å gjøre dette på grunn av mengden, gikk de opp på taket og senket ham på hans matte gjennom flisene midt i mengden, rett foran Jesus. Da Jesus så deres tro, sa han: "Venn, dine synder er tilgitt." Fariseerne og lovens lærere begynte å tenke for seg selv: "Hvem er denne fyren som snakker blasfemi? Hvem kan tilgi synder uten Gud alene?"Jesus visste hva de var tenkning og spurte: "Hvorfor er du tenkte g
disse tingene i hjertene dine ? Hvilket er lettere: å si 'Dine synder er tilgitt' eller å si: 'Stå opp og gå'? Men jeg vil at dere skal vite at Menneskesønnen har makt på jorden til å tilgi synder." Så sa han til den lamme:'Jeg sier deg, få opp, ta din mat og gå hjem.' Straks han sto opp i fronten av dem, tok det han hadde blitt liggende på

og gikk hjem priste Gud. Alle ble overrasket og ga ros til Gud. De ble fylt av ærefrykt og sa: "Vi har sett bemerkelsesverdige ting i dag." ~ Lukas 5: 17-24

"Og en kvinne var der som var blitt krøllet av en ånd i atten år. Hun var bøyd og kunne ikke rette seg i det hele tatt. Da Jesus så henne, ropte hun henne frem og sa til henne:" Kvinne, du er frigjort fra din svakhet. "Så la han hendene på henne, og straks rettet hun seg opp og priste Gud." ~ Lukas 13: 11-13

"En sabbat, da Jesus gikk til å spise i det huset til en fremtredende fariseer Han ble nøye overvåket. Det foran ham var en mann som lider av unormal hevelse av kroppen hans. Jesus spurte fariseerne og eksperter i loven," er det tillatt å helbrede på sabbaten eller ikke?" Men de forble taus. Så ta tak i den mannen, han helbredet ham og sendte ham på hans vei. Så spurte han dem:"Hvis en av dere har et barn eller en okse som faller inn i en brønn på sabbatsdagen, vil du ikke straks trekke den ut? "Og de hadde ingenting å si." ~ Lukas 14: 1-6

"Strekk ut hånden din for å helbrede og utføre tegn og underverker gjennom navnet til din hellige tjener Jesus." Etter at de ba, ble stedet der de møttes, rystet. Og de var alle fylt av Den Hellige Ånd og talte Guds ord modig." ~ Apg 4: 30-31

"Der fant han en mann som het Aeneas, som var lam og hadde vært sengeliggende i åtte år." Aeneas, " sa Peter til ham, " Jesus Kristus helbreder deg. Stå opp og rull opp matten din. Straks kom Aeneas opp. " ~ Apostlenes gjerninger 9: 33-34

"Vet du hva som har skjedd i løpet av provinsen i Judea, som begynner i Galilea etter den dåp som Johannes forkynte - hvordan Gud salvet Jesus fra Nasaret med den Hellige Ånd og kraft, og hvordan han gikk rundt å gjøre godt og helbredet alle som var under kraften av djevelen, fordi Gud var med ham. " ~ Apostlenes gjerninger 10: 37-38

"Da han skulle inn i en landsby, ti menn som hadde spedalskhet møtte ham. De sto på en avstand og kalt ut i en høy røst:'Jesus, mester synd på oss!' Da han så dem, sa han," Gå, vis dere for prestene. "Og mens de gikk, ble de renset. En av dem, da han så at han ble helbredet, kom tilbake og priste Gud med høy røst. Han kastet seg for Jesu føtter og takket ham - og han var en samaritan Jesus spurte. "var ikke alle ti renset Hvor er de andre ni har ingen returnerte til å gi Gud ære uten denne fremmede??" Da han sa til ham: "Reis og gå, din tro har gjorde deg frisk. "~ Lukas 12: 17-19

"Selv om jeg er i den verden, jeg er den lys av den verden." Etter å si dette, han spyttet på den bakken, gjort noen leire med spyttet, og sette den på mannens øyne. 'Go' Han sa til ham: "vask i Siloa" (dette ordet betyr "Sendte"). Så den mannen gikk og vasket, og kom hjem å se. naboene og de som før hadde sett

ham tigge spurte: "Er ikke dette den samme mannen som pleide å sitte og tigge?" Noen hevdet at han var. Andre sa: "Nei, han ser bare ut som ham." Men han insisterte selv: "Jeg er mannen." "Hvordan ble øynene dine åpnet?" Spurte de. Han svarte: " Mannen de kaller Jesus laget litt gjørme og la den på øynene mine. Han ba meg gå til Siloam og vaske. Så jeg gikk og vasket, og så kunne jeg se. "
~ Johannes 9: 5-11

"Så snart som de forlot den synagogen, de gikk sammen med Jakob og Johannes hjem til Simon og Andreas. Simons mor-i-loven var i sengen med feber, og de umiddelbart fortalte Jesus om henne. Så han gikk til henne, tok henne i hånden og hjalp henne opp. den feberen forlot henne , og hun begynte å vente på dem. at kveld etter solnedgang at folk brakt til Jesus alle syke og demonbesatte. det hele byen samlet seg på den døren, og Jesus helbredet mange som hadde forskjellige sykdommer. Han drev også mange demoner ut, men han ville ikke la demonene snakke fordi de visste hvem han var. " ~ Mark 1: 29-34

"Mens Jesus fortsatt snakket, kom noen fra huset til Jairus, synagogelederen." Datteren din er død, "sa han." Ikke bry læreren lenger. "Når han hørte dette, sa Jesus til Jairus:" Don ' t være redd, bare tro, så skal hun bli helbredet." Da han kom til huset til Jairus, Han ville ikke la noen gå inn med ham uten Peter, Johannes og Jakob og barnets far og mor. i mellomtiden, all den mennesker ble jammer og sorg for henne. "Stopp jammer," Jesus sa. "hun er ikke død, men sover." de bare lo av ham, vel vitende om at hun var død. men han tok henne med den hånden og sa: "Mitt barn, stå opp! "Hennes ånd kom tilbake, og straks sto hun opp. Da ba Jesus dem om å gi henne noe å spise. Foreldrene hennes ble overrasket, men han beordret dem til ikke å fortelle noen hva som hadde skjedd." ~ Luk 8: 49-56

Det er referansen etter henvisning fra The Good Doctor utfører medisinsk service og helbredelser og selv om den sabbaten. Han sa å huske denne dagen og holde den hellig. Dette betydde ikke at du vender ryggen til en kristen bror eller søster som er syk.

Han har gitt oss så mange eksempler å leve etter som den gode legen.

Hva kan vi muligens gjøre for å være hans medisinske assistent? Den ene er å referere til Skriften i Bibelen eller i

Manual. Les disse eksemplene jeg har gitt deg, og kjenn dem fra minnet, ikke nødvendigvis ord for ord, men kjenn meldingen. Del meldingen med så mange som mulig som nå, DIN "medisinske assistenter." Vi jobber alle for den gode legen. Skriften og hans ord kan være din treningsmanual. Du vil utvikle ferdigheter i å hjelpe syke mennesker fordi du lærte under den gode legen. Må jeg fortelle deg noe mer for å overbevise deg om at han er den gode legen ?

BIDRA TRO TIL HELSE?

Jeg har lurt på om antidepressiva hovedsakelig fungerer via forslag, eller placebo-effekten. En placebo ligner troheling. Likevel tro helbredelse er vanligvis betraktet som mer et spørsmål om tro på magi og overnaturlige snarere enn tillit til vitenskapen om farmakologi f rom et vitenskapelig perspektiv, tro healing er uforklarlig, uforståelig, og bør ikke arbeide. Likevel fungerer det. Beviser ikke dette faktum at den gode legen er på jobb til enhver tid?

Troen har du en sann tro på ham? Hvis de medisinske resultatene fra tro er reelle, er Jesus den store legen. De fleste forskere takler slike bevis gjennom enkel skepsis. For noe hvis ikke noe kan bevises, er konklusjonene uten betydning for studien. Har ikke ord som inngår i manuell utgjør den et bevis nødvendig å våre konklusjoner ? The Manual (Bibelen) er en nøyaktig historisk konto.

Det er alltid vanskelig å gjøre mye sans for slike anekdotiske fenomener til den tilfredsstillelse av forskere , men tro helbredelse synes å arbeid og fungerer hvis tro helbreder noen eller påskynder den helbredende prosessen. The Good Doctor har satt alt dette på plass ..... du kan bruke. Husk resepten han ga oss .... det er medisinsk veldig effektivt.

Gud kan faktisk eksistere og bønn kan faktisk helbrede; av viktige teologiske og vitenskapelige grunner ser det imidlertid ut som at randomiserte kontrollerte studier ikke kan brukes til å studere effektiviteten av bønnen i helbredelse. Det er her troen kommer inn. Du tror enten eller ikke. Du har enten tro eller ikke. Forskere kan ikke bevise bønnverk. Forskere kan ikke bevise at bønn ikke fungerer. Du kan forresten bevise hva forskere ikke kan bevise. Denne informasjonen gitt til deg av den Good Doctor må bli delt med så mange mennesker som du kan dele den med.

Jeg var syk en gang og medisin gjorde ikke helbrede meg, men jeg ble helbredet. Forklar den. Legen sa "Jeg kan ikke forklare dette medisinsk."

Poenget med denne boken, helbredelse, trenger IKKE å bli forklart medisinsk for å bevise virkeligheten av effektiviteten til den gode legen.

Faith healing deg og gå til en tro healer, for meg er ikke det samme. Den ene bruker den gode legen, og den andre kan ikke. Forstå at den gode legen ikke vil sende deg en regning for hans tjenester, mens en tro healer kan.

Når folk blir møtt med en alvorlig eller invalidiserende sykdom, de ofte vurdere naturlig helbredelse eller tro helbredelse som det siste alternativet. Våre forventninger til guddommelig helbredelse er ofte plassert i en rekke kilder som presenterer seg som det eneste håpet for en mirakuløs bedring. Noen individer vil forfølge den avenue av tro healere eller de som bekjenner å ha en "evne til å helbrede." Objekter som lommetørklær, religiøse ikoner, eller valfarter til hellige steder er sagt å tilby håp til de som er i desperate situasjoner. Jeg anser ikke disse for å være elementer i den gode legen.

Når vi blir møtt med intens lidelse, kan vi til og med bli fristet til å tvile på Guds karakter. "Hvorfor er smertene mine uendelige og såret mitt alvorlig og uhelbredelig? Vil du være for meg som en villedende bekk, som en kilde som svikter? "(Jeremia 15:18).

Andre prøver å oppmuntre oss ved å bekrefte at "alle ting fungerer til beste for dem som elsker Gud" (Rom 8:28). Likevel er vår lidelse vår største utfordring for vår tro. På et tidspunkt kan vi til og med skylde på Gud for å la smertene våre fortsette. Eller vi kan spørre oss selv, "Hvor mye mer tro trenger jeg å bli helbredet?" Det er veldig sannsynlig at den gode legen bruker disse situasjonene for å hjelpe deg med å utvikle tro til å takle noe som kan komme senere.

Vår fysiske og emosjonelle lidelser er forstørret når vi ikke klarer å se noen mulige gode resulterer fra vår sykdom. The Good Doctor bruker dette til vår fordel, og det kan definere tro. Stol på den gode legen til enhver tid og i alle situasjoner.

Helbredelse er en handling med uovervåket nåde fra en suveren Gud. Vi trenger ikke sette tro på tro selv (eller menn eller gjenstander), men snarere i nåde og barmhjertighet av Good Doctor, "Gud helbreder." Det er ingen tvil om at Jesus bryr seg dypt for oss. Ingen tvil i det hele tatt. Tro er ikke noe vi trenger å "trylle frem" for å bli helbredet. Gud er til syvende og sist i kontroll av healing. Uansett resultat, The Good Doctor er alltid sammen med dem som lider, og han forstår deres smerte og behov. Korset minner oss om at Gud alltid bryr seg. Gud er å tilby oss en helhet som er enda mer perfekt enn fysisk eller følelsesmessig helbredelse. Perfekt helse venter på oss i oppstandelsen.

Hvis religiøs tro kunne pakkes i en pille, ville aksjekursen for legemiddelfirmaer sveve. Religion, ikke bare spiritualitet, er en dyp prediktor for helse. Spirituell praksis kan redusere blodtrykket , styrke immunforsvaret og bidra til å avverge noen effekter av mental sykdom rundt så vel som mange medikamenter på markedet. Faktisk er mangelen på religiøsitet omtrent like usunt som 40 år med å røyke en pakke sigaretter om dagen. Hvis du bryr deg om helsen din , kan det være lurt å begynne å gå i kirken og be regelmessig. Igjen

husker Resept Good Doctor ga deg. Den resepten vil ikke forsvinne. Stress har en direkte negativ effekt på immunforsvaret ditt , og reduserer cellenes evne til å angripe sykdom i kroppen. Studier har vist at religion reduserer stresset i en rekke av måter. Bønn, i særdeleshet, kan redusere høyt blodtrykket som er grunn til å understreke. De angst og stress av moderne liv har en tendens til å oppmuntre til kroppens fight eller flight respons. Bønn, tilbedelse og andre spirituelle aktiviteter kan balansere denne stressresponsen ved å styrke kroppens avslapningsrespons . I tillegg har folk som er religiøse en tendens til å tenke på måter som er sunne. Tro gir mennesker en følelse av mening og formål i livet, som er knyttet til bedre helse. Den hjernen styrer alle aspekter av våre kropper, så hvordan vi tenker påvirker hvordan kroppen fungerer. På en lignende måte, religiøse mennesker har en tendens til å bli påvirket mindre av depresjon. Selvfølgelig, real, trosfylte kristne fortsatt lider av depresjon og andre former for psykiske lidelser. Men mens tro er absolutt ingen kur for noen mental sykdom, det ser ut til å gi en ekstra buffer mot sitt verste
effekter.

Å ha venner er bra for deg. Å ha kirkevenner er enda bedre. En studie fant faktisk ut at "kirkemedlemskap" var den eneste typen samfunnsengasjement som spådde større livsglede og lykke og bedre helse.

Tro gjør deg sunnere ved å gi deg et samfunn som er mer villige til å hjelpe deg når livet er vanskelig. Kristne opprettet verdens første sykehus, og profesjonell helsehjelp har lenge vært essensiell for oppdrag og tjeneste for de fattige. Men hvis du ikke befinner deg som sitter blant sykepleiere eller leger i tallen, skal du aldri frykte. Faiths større helse fordel kommer til de som hjelp. Husk at vi hadde et kapittel for deg om hvordan du kan bli en del av det medisinske personalet til The Good Doctor.

Vi trenger ikke tvile på det faktum at Gud leges, noen ganger på mirakuløse måter. Mer enn tre fjerdedeler av amerikanere tror at bønn kan helbrede mennesker fra skade eller sykdommer. Mange mennesker tror på den gode legen. Vi vil at din tro på ham skal styrkes.

Vi må utvise forsiktighet når vi trumfter fordelene ved tro, ettersom tro aldri var ment å være en pille og Manualen ikke er en treningshefter. Trofast, troende kristne få syke og bly liv plaget av sykdom eller fysiske plager, men hvis vi tror at Guds autoritet strekker seg til det fysiske så vel som det åndelige, så vi kan akseptere at han kan manifestere som autoritet i vår fysiske helse samt vår åndelige helse. Jeg synes det ikke kan være noen erstatning for ekte tro. Man har forsøkt å finne ting å erstatte tro, men det er ingenting å erstatte tro med hva produserer de tingene vi er semente i denne boken. Sement vil tørke og herde, og det vil også troen din. Jo mer du utøver din tro, jo mer solid blir du i helse og ånd. The Good Doctor har banet vei for alt dette. Han bryr seg om deg på måter du kanskje aldri vil forstå. Vi er tre dimensjonal og han er mange ganger dimensjonale, så vi kan aldri helt forstå ham og kanskje er ikke ment å forstå ham helt. Bare godta Ham. Det er ikke sikkert du forstår hvordan strøm fungerer, men du godtar produktet. Samme ide her. Begge er ekte og begge kan ikke være i stand til å bli forklart for alle til deres tilfredshet. Tro er nøkkelordet på begge deler her. Du slår på din TV og du har tro det vil fungere. Still på Jesus, og han jobber også ... Å beklager .... Jeg mente å stille inn den gode legen.

Den tro av kristne er en tro på den Good Doctor. Vi er sikre på at han eksisterer selv om vi ikke kan se ham. Vi har tillit til alt han har sagt og forberedt for oss. Og alt som det Bibelen forteller oss om Gud, himmelens og den fremtiden. Vi tror og er sikre på at det vil være akkurat som Han har sagt.

Vi har kanskje bedt, men vet kanskje ikke om Gud vil leges hvis han ikke leges øyeblikkelig. Ja, noen mennesker har blitt mirakuløst helbredet som svar på bønn, men andre har fått smerter, elendighet og til og med død ved å nekte å gå til lege og hevde " Herren vil helbrede meg". Gud har gitt oss et organ for å ta vare på det beste vi kan. Han kaller det Den hellige ånds tempel som bor i oss, og akkurat som prestene og levittene i Det gamle testamente fikk en høytidelig beskjed om å ta vare på templet, har vi også fått beskjed om å ta vare på kroppene våre .

Hvis du er syk, kan du be og gå til legen. Du vet ikke om Gud velger å helbrede deg gjennom de gjenopprette kreftene i kroppen din, gjennom sin mirakuløse inngripen, eller gjennom dyktighet han ga til legen. Bruk alt, og takk ham for helbredelsen din , uansett hvordan Gud velger å gi det til deg.

Det er mitt håp dette kapittelet kan bidra til en vekst på tro på deg som det er relatert til medisin og medisinsk praksis av den Good Doctor. Han er din lege og tilgjengelig for deg når som helst . Din tjeneste til god lege vil påvirke din generelle helsetilstand. Søk å servere. Min andre boken er nå tilgjengelig som en eBok The 13 th Disciple og vil gi deg eksempler på hvordan du kan tjene dette Doctor.

Du vil bli mer og mer kunnskap om helsepraksis og effektiv healing som du studerer denne boken og enda viktigere studere Manual (Bibelen) nevnes.

EKSEMPLER PÅ HELEBYTER

Jeg kommer til deg i dag som ditt barn, og lengter etter å høre fra deg og ber om din guddommelige helbredelse. Det er så mye jeg ikke forstår om livet. Men jeg vet vet at med en berøring, et ord, kan du gjøre meg hel. Tilgi meg syndene mine, rens meg for min urettferdighet og begynn din legning fra innsiden og utsiden.

Jeg vet ikke alltid vet hva din vilje er Herre, spesielt i tider som nå, når jeg desperat søker ansiktet ditt. Jeg gir deg ingen løfter, ingen gode kjøp, ingen avtaler å bytte for helsen min. Jeg bøyer ganske enkelt mitt hjerte for deg for å fortelle deg hjertets ønske: at jeg vil bruke så mange år som jeg kan elske deg her, elske andre og ønske å bli mer som deg. Men du velger å oppnå det er opp til deg - og greit med meg. Hvis du bruker leger for å gi helbredelse, gi dem visdom til å vite hva de skal gjøre. Uansett hvordan du oppnå det, den healing du gir er alltid mirakuløse. Og du fortjener all ros.

Jeg tror absolutt at du har makt til å lege. Du demonstrerte det på jorden, og du helbreder fremdeles på mirakuløse måter i dag. Selv når min tro er svak, sier du at det er nok, og min kjærlighet til deg er sterk. Og jeg vet at du allerede holder mitt hjerte og livet i dine hender. Det er opp til deg. Hvis jeg kan gi deg mer ære gjennom helbredelse, er det det jeg ber om. Det er det jeg ønsker meg.

Men hvis svaret ditt er nei, eller ikke nå, vet jeg at din nåde er tilstrekkelig for meg. Til syvende og sist vil jeg at din vilje skal være min vilje. Jeg ser frem til å tilbringe en evighet med deg. Men Herre, hvis du har planlagt fortsatt mer for meg å gjøre her på denne jord, jeg ikke bare trenger og ønsker din fysisk helbredelse, Herre, men en grundig, dyp ned rensing og styrke-en helhjertet fornyelse av alt som jeg er. Fordi alt som jeg er er Yours. Bruk denne rettsaken til å styrke meg fra en "hva-hvis- tro " til en "uansett-hva" -tro. Og uansett hva, velger jeg å ære deg og gi deg ære. I Jesu navn, Amen. ~ Kan du lese disse bønnene mange ganger og utvikle din egen bønn og en du kan lære andre å be også?

Herre Jesus, takk for at du elsker [navn på person som trenger helbredelse]. Jeg vet at du hater hva sykdommen deres gjør mot dem / meg. Jeg ber om at du ville helbrede denne sykdommen, at du ville ha medfølelse og bringe helbredelse fra all sykdom.

Ditt ord sier i Salme 107: 19-20 at når vi roper til deg den gode lege, vil du gi ordren, helbrede og redde oss fra en viss død. I håndboken har jeg lest om mirakuløs helbredelse, og jeg tror at du fortsatt heles på samme måte i dag. Jeg tror at det ikke er noen sykdom. Du kan ikke helbrede når alt kommer til alt Manualen forteller om at du reiser mennesker fra de døde, så jeg ber om din legning i denne situasjonen.

Jeg vet også fra min opplevelse av livet på jorden at ikke alle er helbredet. Hvis det skjer her enn å holde hjertet mykt mot deg, hjelp meg å forstå planen din og hjelp meg til å bli begeistret for himmelen.

Herr gode lege, hjelp meg å få fokuset tilbake på deg. Jeg vet at jeg trenger å slutte å dvele ved vondt og frustrasjoner. Hjelp meg å være trofast i bønn og sette mitt håp i deg. Måtte Den Hellige Ånd veilede og trøste og styrke meg.

Mr. Good Doctor, vær så snill å helbrede mitt ødelagte hjerte. Fyll meg med den freden og gleden jeg vet at bare kan komme fra deg i løpet av denne harde tiden. Gå tett ved siden av meg under min reise til helbredelse og bedring som jeg vet er mulig gjennom din kraft alene Husk at Gud har vært i bønnebransjen i veldig lang tid. Han kan behandle bønneforespørsler veldig bra. Hans bønneavdeling er bemannet av ham og hans sønn. De kan behandle millioner av bønner samtidig.

Må du vite hvordan du ber? Er det et guddommelig og verdig system og riktig måte å be?

Dette skjedde med meg. En dame ba meg be for mannen sin. Hun ga meg navnet hans, tilstanden hans, hvor han var osv.

Jeg ba for ham. Jeg hadde navnet feil, tilstanden feil, der han var galt .... alt ... Jeg hadde ingen del av den bønnen riktig.

Den neste dagen hun kom til meg og sa "Jeg vet du ba for ham om 02:00. Jeg vet dette. Han har det bra i dag.

Bønnen min var klokka 02.00. Poeng å være .... Gud vet hva som ligger i ditt hjerte. Han vet hva du ber om.

Snakker du om oversettelse? Enhver bønn som blir sendt til ham i riktig oversatt enten snakket eller tenkt.

Du trenger ikke bønnesertifisering. Bare be.

HVORDAN KAN DU TAKKE GUD FOR HELSE

Først av alt, takk ham i bønn for det han gjorde for deg. Han forstår bønnespråket så vel som enhver form for kommunikasjon.

Her er et eksempel jeg fant av en mann som takker Gud gjennom bønn.

Jeg tror og takker Gud for helbredelse i kroppen min . Jeg har ikke vært i kirken på lenge og i dag ringte pastoren en alter for de som kan ha helseproblemer. Jeg vet at han ble ledet til å gjøre dette ved Den Hellige Ånd fordi ingen inkludert min pastor vet at jeg ble diagnostisert HIV positiv i juli i 2007. Brothers and Sisters Vær med å be med meg tro og takke Gud for hans helbredelse og hans godhet. Til tross for hva det legen sier jeg valgte å tro på rapporten fra den herre og han sier at jeg er helbredet! Takk Jesus for at du kom til min redning !!!! Takk Herre , all ære og ros og ære være for Gud! Mann, jeg kan ikke fortelle deg hvor fantastisk han er hvis jeg satt her og skrev for resten av livet!

Legg merke til det første denne mannen gjorde var å endre synet og gi æren til kredittkilden Mr. Good Doctor.

Vi må takke ...... et absolutt must. Hver gang du blir helbredet av selv en mindre sykdom, gi takk umiddelbart.

Å endre måter vil også påvirke andre . "Hei Larry hva som skjedde med deg.?" Vel The Good Doctor helbredet meg og fordi av at jeg er å gi mitt liv til Ham. Jeg var viktig nok for den Good Doctor å helbrede meg at jeg nå ønsker å være på hans lag i dag og for alltid. Hvis du gjør sykehusanrop, må du huske dette når den personen er ute av sykehuset og er hjemme og har det bra.

Min kone og jeg er kapelliner på to forskjellige sykehus, og det er en ære å tjene den gode legen på denne måten. Jeg skulle ønske jeg kunne takke ham. Jeg skulle ønske jeg kunne kjøpe ham en kopp kaffe. Vet noen hvordan han liker kaffen sin?

En dag på havet i en tåkete tåke Jeg følte at jeg så et bilde som nærmer seg den fjæra , men jeg kunne ikke definere bildet. Jeg ville tro at det var den gode legen. Det var det kanskje .

En gang helbredet se etter endringer i verden rundt deg. Du har et nytt sett med "øyne" nå. The Good Doctor har gjort "kirurgi" på det du ser nå og hvordan du ser ting. Det er rett og slett ikke den samme verdenen du kjente før. Hvis du ikke bruker briller, utstyrte han deg spirituelle briller og ikke to par for $ 69,95 heller.

Du vil se og oppleve glede du aldri følte. Dette er dagen din. Dette er en gave fra den gode legen.

HELSE GJENNOM DISSIPLESKAP

Finn en kopi av min bok The 13 th Disciple som det passer inn i det vi har sagt. Disippelstjenesten betjener den gode legen. Det er å bringe folk til teamet hans. Jeg føler at du utvikler helbredende krefter gjennom dette. Jeg sier ikke at du vil helbrede en kreftpasient, men det kan du kanskje. Jeg ikke si du er en tro healer , men du har helbredende egenskaper du kanskje aldri har hatt.

Tjen Herren, og du vil få mange nye rustningsstrøk for din daglige vandring.

Det er mange, mange mennesker rett og slett ute på gaten som trenger deg. Du har nå ferdigheter og trening for å kunne hjelpe dem virkelig.

HAR DU EN ØNSKELSE Å SE MENNESKER HELT OG KOMMER FOR Å KJENNE JESUS LIKE I BOKEN AV AKTIER?

Hvis du er følelsen Guds kall for en større åpenbaring av Hans ord i ditt liv og til å gå som de apostlene gjorde i Bibelen, fylt med hellig ånd demonstrere makt og kjærlighet til Jesus, så kan du kontakte oss. Hvis du har en gruppe eller en kirke som tror på helbredelse og vil vite hvordan du kan låse opp manifestasjonene av helbredelse, profetere, kunnskapsord og Den Hellige Ånds dåp, kan vi hjelpe!

Mary og jeg har trent individer, grupper og kirker for å se Gud styrke sitt rike på denne jorden!

Vi drar til sentrum av Brownsville og hjelper mennesker som sover i døråpninger til butikker.

Vi tok frokost en dag og en mann våknet opp og ville ikke spise før han ba.

Vi har vært en del av frelsen med noen av disse menneskene.

Forstå at disse menneskene er overalt. Du skulle tro at de på South Padre Island har det bra. La oss se ... vi fant en hjemløs mann i går der som var sulten og han trengte mat mens han var sulten. Jeg tok tilfeldigvis et bilde med ham.

Jeg ønsker du å se bort fra den boka akkurat nå og si en bønn for Lewis. Han trenger den gode legen som vi alle gjør. Hvis noen er i live da de har et formål her , og det kan være vår oppgave å hjelpe ham å finne sin hensikt. Jeg påstår at Lewis er like så viktig som hvem som helst på denne jord. Vi trenger å alle innse dette og gjøre vår jobb som disipler å bringe helbredelse til ham mentalt og fysisk. Her er kanskje en overraskelse til den tanken av helbredelse gjennom disippelskap. Du styrker deg selv også ved å styrke andre . Du hjelper deg selv ved å hjelpe andre.

Matteus 10: 1
Jesus kalte sine tolv disipler og gav dem myndighet i løpet av urene ånder, til å kaste dem ut, og til å helbrede alle slags av sykdom og alle slags av sykdom.

Luk 9: 1
Og han kalte de tolv sammen og ga dem makt og myndighet over alle demoner og for å helbrede sykdommer.

De opprinnelige disiplene hadde kraft og styrke til å hjelpe andre i helbredelses- og herdeprosessen.
Du kan være en disippel i dag, og vi trenger mer moderne disipler.
Registrer deg i dag. Ring Good Doctor og fortelle ham at du vil ha i. Slå noen telefonnummeret som den Good Doctor vil høre din samtale.
Jeg forteller deg at det kan være et liv der ute som du aldri har opplevd, og at livet har navnet ditt på det. Ingen kuponger nødvendig.

Ring operatøren. Ring "0" og fortell dem at du vil nå Herren. Jeg kan bare forestille meg svaret du kan få. Hvem vet, det kan være en disippel som venter .

Luk 9: 2
Og han sendte dem ut for å forkynne Guds rike og for å utføre helbredelse.

Matteus 10: 8
"Leg den syke, reiste de døde, rens de spedalske, kast bort demoner. Du mottok fritt.

Lukas 10: 9
og leg dem som er syke, og leg dem til dem: 'Guds rike er kommet til deg.'

Disiplene ble sendt ut for å lege. Den gode legen kan sende deg ut for å gjøre det samme. Ikke vær redd for oppgaven.

Apostlenes gjerninger 3: 1-10
Nå Peter og Johannes var å gå opp til den templet ved den niende time, bønnens time. Og en mann som hadde vært lam fra mors liv ble gjennomført sammen, som de brukte til å sette ned hver dag på den porten av tempelet som kalles den fagre, for å tigge almisser til de som ble inn i tempelet. Da han så Peter

og John i ferd med å gå inn i templet, begynte han å be om å motta.

Men Peter rettet blikket mot ham sammen med John og sa: "Se på oss!" Og han begynte å gi dem oppmerksomheten, og forventet å motta noe fra dem. Men Peter sa: "Jeg har ikke sølv og gull, men det jeg har, gir jeg deg: I Jesu Kristi navn, Nasarener, gå!" Han grep ham ved høyre hånd og reiste ham opp. og straks ble føttene og anklene styrket. Med et sprang sto han oppreist og begynte å gå; og han gikk inn i templet med dem, gikk og sprang og priste Gud. Og alle de mennesker så ham gå og priste Gud; og de ble tatt til etterretning ham som en som pleide å sitte ved Fagerporten templet for å tigge almisser, og de ble fylt med undring og forbauselse på hva som hadde skjedd med ham.

Hva et skriftsted det er. En dag kan du bytte ut navnet Peter kanskje med navnet ditt. Dette kan skje.

I vår nåværende tidsalder blir disippelskapet - å følge eller bli en etterfølger av Jesus - ofte innrammet i forhold til hva vi bør gjøre for å bli en 'god' kristen. Hva er reglene som skal følges, hva foreskriver Jesus? Det er nesten som å ta medisiner.

Medisinering? Gå tilbake og les tittelen på denne boken. Jesus, den gode legen, er bedre enn medisiner som finnes.

Selv om Jesus befalte tolv og deretter de syttito å helbrede den syke som de proklamerte Guds rike til de fortapte, Kirken i dag ikke lenger adlyder denne kommandoen. Faktisk blir denne kommandoen ignorert og nesten aldri lært til troende i dag. Alle som prøver å helbrede de syke, ikke bare be for de syke-er sannsynlig sett på med mistenksomhet og antas å være avvik fra Word of Gud.

Likevel er Skriften ovenfor fortsatt. Det er klart at ikke bare de tolv apostlene ble befalt å helbrede den syke. En lignende kommando ble også gitt til de sytti-to "vanlige" disipler som de ble sendt ut for å forkynne det evangelium. Selv etter at Jesus steg opp til himmelen og Den Hellige Ånd gikk ned på pinsedagen, fortsatte disiplene hans å helbrede syke som vi kan lese nedtegnet i Apostlenes gjerninger.

I dag helbreder imidlertid knapt noen troende de syke som Jesus lærte disiplene sine.

La oss endre det i dag !!!! The Good Doctor og du og jeg og mange andre inviterer du til teamet - hva et team som vil være. Jeg blir spent på å tenke på den muligheten, ikke sant ? Her er mer mat til ettertanke.

Det neste bildet kan være at du legger hender på noen i helingsprosessen. Fortsett å be om å få denne evnen. Bare ved å lese denne boken viser du et ønske om å være mer enn du er i dag. Dette kan og vil skje. Skriv ned navnene på hvem du anser som tapte sjeler. Legg den listen i regningen. Hvis du har så mye penger som meg, er det ikke nødvendig med en regningfold. Ingenting å bære. Arbeid med disse menneskene, og på slutten av året ta listen ut og se hvordan du gjorde det. Du kan også sende meg e-post til listen, så vil jeg beholde og du e-post resultatene på slutten av året. Det alene kan gjøre for en annen bok. Denne boken kan ha 1000 kapitler. Det er ingen slutt på den eller jobben vår . Jeg vil at du skal ha en bok du kan henvise til og være din guide. Hvis du er 85 år gammel, tenk som om du ikke går inn i den siste fasen av livet ditt, men snarere et nytt liv som begynner rett nå.

Du og jeg er nå partnere. Vi jobber for det samme "selskapet." Vi har den samme sjefen. Du vil ikke jobbe deg opp til toppen av kontoret fordi du ER øverst akkurat nå.

Å HELE GJENNOM ØVNING

The Good Doctor har tilsyn med et regimentert treningsprogram og oppmuntrer til slik aktivitet. Husk at han vil helbrede sinnet og kroppen din og litt takle begge deler samtidig.

Da Gud skapte deg, ble visse ting laget slik at du kunne leve et langt og sunt liv.

Det er en kjensgjerning at regelmessig trening kan komme medisinplassen. Utvikle et program som lar deg delta i dette.

Vil du ha et sterkere hjerte, et mer våken sinn og et bedre sexliv? Vil du være bedre rustet til å bekjempe kreft og hjerte- og karsykdommer, bekjempe forkjølelse og til og med helbrede sår raskere? Dette kan høres ut som en infomercial for en for-godt-å-være-sant pille, men i virkeligheten er det en invitasjon til å nyte din kroppens fantastiske evne til å helbrede seg selv - en evne som er vesentlig forsterket når du gjør fysisk aktivitet en del av ditt daglige liv.

"Det er ingen medisiner eller ernæringstilskudd som til og med kommer i nærheten av å få alle effektene trening gjør," sa en lege til meg nylig.

God kondisjon har globale helbredelseseffekter, og arbeider samtidig på flere systemer for å forbedre mental, åndelig og fysisk helse. I faktum, trening hjelpemidler nesten alle systemene i kroppen. Siden disse systemene er koblet sammen, det kan være vanskelig å kategorisere trening mange spesifikke fordeler. Det er derfor, i interessen av å gi trening, i det minste noe mer av det er betydelig grunn.

Jeg synes at medisinske og åndelige eksperter er enige om dette faktum. Noe som å gå hver dag kan ha en slik effekt på deg. Abonner på denne teorien.

Kardiovaskulær trening er ikke bare viktig for vektkontroll og generell kondisjon. Det kan redusere risikoen for død av hjertesykdom (og kreft) betydelig, ifølge en 20-årig studie publisert i International Journal of Obesity i august 2005 - selv for personer med en kroppsmasseindeks i overvektige området. Flytte kroppen din har dyp biokjemiske og hormonelle effekter som støtter hjerte-healing, inkludert moderer god og dårlig kolesterol nivåer - en betydelig risikofaktor i koronar hjertesykdom. Forskere har funnet at inaktivitet gir oss større risiko for aldersrelatert demens, Alzheimers og generell kognitiv tilbakegang. Nå, nyere forskning er noe som tyder på at så lite som tre måneder med aerobic condition kan oppmuntre til hjernen til å vokse nye nerveceller. Faktisk er hjernen vår smidig, fleksibel og i stand til å utvikle nye nevrale forbindelser hele livet. Trening øker opptaket av en vekstfaktor i hjernen som hjelper nevroner til å fungere bedre, endrer genetiske mønstre og forbedrer blodstrømmen, noe som oppmuntrer til raskere avfyring av nevroner og forbedrer vår konsentrasjonsevne.

Mosjon spiller en sterk rolle i å regulere hormon og blodsukkernivået, bidrar til å beskytte selv de menneskene på høyere risiko for å utvikle hormon-relatert kreft og type 2 diabetes, og hjelpe de som gjør utvikle slike sykdommer å håndtere dem mer vellykket.

"Folk som trener regelmessig har redusert risikoen for å få forkjølelse," sier Nieman, som peker på studier som indikerer folk som er fysisk skikket rapport 60 til 90 prosent færre forkjølelser enn de som sitter stillesittende. Trening antas å støtte immunitet på en rekke måter: ved å fjerne bakterier fra lungene gjennom økt respirasjon og sirkulasjon; ved spyling karsinogener ut av det legeme med urin og svette; og ved å sende en høyere konsentrasjon av antistoffer og hvite blodceller (den kroppens forsvarsceller) rundt det legemet i en raskere hastighet. Det er også mulig at den midlertidige økningen av kroppstemperatur kan forhindre bakterievekst - en slags selvskapet feber. Endelig bremser trening frigjøringen av stressrelaterte hormoner. Stress øker sjansen for sykdom, og fysisk aktivitet hjelper med å avlaste stress på måter som støtter kropp og helse i nervesystemet .

En primær symptom på depresjon, men er mangel på motivasjon - og der ligger vanskeligheten i å bruke trening for å bryte syklusen av depresjon.

En tidlig morgentur eller joggetur er et godt tidspunkt å delta i bønn og samtale med den gode legen. Takk Ham for å gi deg den styrken til å være opp tidlig og jobbe for ham og planlegger dagen din å jobbe for ham. Du trenger trening for å bygge utholdenhet for fysisk og mental aktivitet.

En gang, omtrent da min pastor stod opp foran kirken for å holde sin preken, begynte jeg å bli søvnig. Pastoren budskap var interessant, men uansett hvor hardt jeg prøvde, jeg kunne ikke holde mine øyne åpne. Jeg ville falle i søvn, bare for å våkne opp når jeg føler meg hodet falle mot mitt bryst. En del av det problemet ble jeg ble lider av en mangel på fysisk trening.

Sovner i kirken var bare en del av det problemet. Det er spirituelle fordeler ved fysisk trening som går utover å holde seg våken under pastors preken.

Bibelen sier at kroppen din er et tempel for Den Hellige Ånd (1 Kor 6:19). Hvis kroppen din er templet, kan hjernen din veldig godt være tronerommet. Hjernen er der Gud kommuniserer med oss. Men hvis templet faller fra hverandre rundt tronerommet, kan kommunikasjon også bryte sammen.

Jeg pleide å sitte en mye. Jeg ville sitte på jobb. Etter jobb skulle jeg komme hjem og sitte. Det er vanskelig å se på TV eller surfe på Internett veldig lenge mens du står. Du kan få litt tid på skjermen mens du går på tredemølle eller trener på en hvilken som helst annen oppreist aerob maskin. Men det er ikke så avslappende som å sitte i en sofa eller lenestol med bena støttet opp.

Noen mennesker bruker studier som en grunn til å sitte. Det fungerer bra på skolen. Det også fungerer godt hvis ditt yrke krever studere. Det er også lettere å lese og studere det Bibelen mens du sitter.

Men for mye sittende vil til slutt drepe deg av.

Det er lett å sitte for mye og trene kroppen vår for lite. Konsekvensen er at blod legger seg i beina og tappes fra hjernen vår.

Treningsprogrammet ditt fungerer bra for dette. Spør den gode legen om han godkjenner treningsprogrammet ditt.

Hold deg motivert og vite at du vil være å sette deg opp til å få følgende åndelige fordelene med regelmessig mosjon. Du kan bli den personen Gud har designet deg til å være.

En sterk sunn kropp hjelper med å styrke vårt åndelige liv. Det gir oss en mulighet til å hjelpe andre i måter de ikke kan hjelpe seg selv. Det hjelper kroppen vår med å fjerne giftstoffer og avfall som kan tette organene våre og gjøre oss sakte, syke og trette. Hvis vi gir oss fra å sitte og ligge uten regelmessig kraftig fysisk aktivitet, blir musklene og organene våre svake. Sykdom vil invadere det inaktive legemet som ugress invaderer et umulig hage. I stedet for å hjelpe andre, vil vi stole på at andre hjelper oss. Selv om forhold utenfor vår kontroll kan plassere noen av oss i posisjonen til å trenge å bli hjulpet, er det ikke en stilling vi bør velge.

Du har hørt det sagt, ledige hender er djevelens verksted. Selv om det ikke finnes ordrett i Bibelen, er det sannhet til dette kjente ordtaket.

Gud befalte sitt folk å arbeide 6 dager og hvile på det syvende (2. Mosebok 20: 8). Dette skjedde alt den helt tilbake i Edens hage før Adam og Eva syndet (Mosebok 2: 3).

Mangel på trening eller nyttig fysisk aktivitet frigjør tid til andre mindre dyktige sysler. På baksiden hjelper regelmessig trening og nyttig fysisk aktivitet til å styrke vår karakter og hjelper oss å si nei til fristelser til å gjøre ting som kan trekke oss bort fra Gud.

Prøv å etablere et treningsprogram, og kartlegg deretter kursen din hvor mange ganger du var syk og hvor mange ganger sykdommen var kortvarig. The Good Doctor godkjenner medisin når det er nødvendig , men han også håper for en medisin gratis diett for deg, og Han gir deg valg.

Å HELE GJENNOM FELLOWSHIP

Selskapet du holder på vil ha mye å gjøre med hvilken vei du ferdes i livet. Hvis du ikke gjør det, men henger rundt i en haug med fyllesaker, vil du sannsynligvis bli en selv.

På den annen side, hvis du henger rundt en haug av kristne gjennom fellesskap vil du sannsynligvis bli en selv. Dette er en av grunnene til at jeg oppfordrer til kirkens deltagelse. Jeg har alltid trodd at fellesskapet aspekt av kirken er like viktig som den meldingen du vil motta den dagen.

(1) Bedriftens bønn og tilbedelse

En klok barn av Gud stadig møter privat med Herren i bønn, lovsang og intimitet, men det må balanseres ut med bedriftens tider av tilbedelse og bønn med andre helgener. Skriften er fylt, både i den gamle og Det nye testamente, med den nasjonen av Israel og de hellige i kirken fortsetter å samle sammen. Disiplene og tilhengere av Jesus samlet seg alltid 'et sted', spesielt i 'øvre rom'. (Lukas 22:12 og Johannes 20: 19-25)

I Apostlenes gjerninger 1: 13-14 ble disiplene, kvinnen som fulgte Jesus, og Maria, Jesu mor, alle samlet sammen med ett sinn og viet seg til bønn og tilbedelse. Dette er også funnet i Apostlenes gjerninger 2: 42-43, der de kontinuerlig viet seg til undervisning, fellesskap, brødbrytning og bønn.

(2) Kroppshelse
Jeg Kor 12: 18-21, 25 sier: "For at kroppen er ikke ett lem, men mange. Men nå har Gud plassert medlemmene, hver og en av dem, i kroppen, akkurat som Han ønsket. Hvis de alle var ett medlem, hvor ville kroppen da være? Men nå er det mange medlemmer, men ett organ. Og øyet kan ikke si til hånden: 'Jeg har ikke behov for deg', eller igjen hodet til føttene, 'jeg har ikke behov for deg' ... slik at det ikke er noen splittelse i kroppen, men det de medlemmene kan ha den samme omsorg for hverandre."

(3) Å gi og motta

Treenigheten har gitt kirkens gaver som er ment å bli brukt i selskap og spesifikt for å velsigne og opprette andre. Resultatene er å gi ære til Gud! I Romerne 12: 3-8 Gud den Far ga et mål av tro, nåde og gaver til hver enkelt troende. Alle har fått den nøyaktige mengden som Gud har ment å oppfylle sin tjeneste og skjebne. De gaver som er gitt i Roman 12 er å velsigne andre som vi opplever glede i å trene dem når det kommer til Kristi legeme. Det er alltid "annet sentrert."

Paulus sier også i Efeserne 4: 7-13, at Jesus ga 'noen' som apostler, profeter, evangelister, pastorer og lærere ... for produksjon, utstyre og perfeksjonere av de hellige, for å gjøre den jobben for tjenesten før vi alle oppnå enhetens kropp og kunnskap om Guds sønn. "

I I Korinter 12 sier Paulus at den Hellige Ånd gir hver og en manifestasjon av Den hellige ånds gaver til 'felles beste'. Derfor, når du er en del av en lokal menighet, blir alle disse gavene gitt, slik at du både kan gi og motta, noe som er veldig behagelig for Gud.

(4) Overholdelse av forordningene

To hovedordinanser av kroppen er nattverd og dåp. Disse ble innstiftet og ordinert av Jesus selv og anbefalte sterkt å generelt bli feiret selskap. Luke sier i Apostlenes gjerninger 2:42 at de stadig brød sammen hver dag. I Korinterne 11: 24-26, Paul aksjer om Herrens nattverd sette den tid rammen så ofte som du gjør det, gjør det til minne om ham.

Det er enda et element som jeg tror er helse for de troende, som er å undersøke seg selv før du mottar nattverd. Tenk hvor sunn, fysisk og åndelig Kristi kropp ville være hvis vi gjorde dette mer konsekvent og riktig.

Det er også en glede når en ny troende adlyder Herrens eksempel og blir døpt. Når den troende identifiserer seg med Kristus offentlig, blir det en fantastisk begivenhet som hele troens familie får være vitne til og feire.

Det er helsemessige fordeler ved alle ting som involverer Jesus, Den gode lege, kirke, bønn, tilbedelse, fellesskap og alle ting som er rettet til deg av den gode legen.

Tiende kan til og med være kompatible for dette. Du jobbet hardt hele uken , og er noe som gir en prosentandel på det arbeidet i Good Doctor.

Jeg liker positive bilder for å hjelpe oss med å visualisere det gode som er der ute .

Ord motiverer meg, men mange ganger gjør bilder det samme. Jeg vil ha fredelige tanker.

Jeg liker at skrifter er en del av livet mitt.

Johannes 3:16 er en av de største versus av dem alle. Kanskje det bør være en pris på min bok $ 3,16 som en ære å det skrift.

HJELPER DEN GODE LÆREN MED UNDERSTREKE ?

Dette er en av de beste fordelene vi vil ha ved å være venn med den gode legen.

Har du noen gang sittet og tenkt hvorfor var i dag så fredelig?

Hvis du samarbeider med den gode legen, kan du få en dag som vil rive noen andre fra hverandre, og du faktisk har en god dag. Alle takler stress på et tidspunkt, og kristne er ikke immun mot livets trykk og fallgruver .

Stress har en tendens til å treffe oss når vi er slitne, når vi er syke, og når vi er utenfor vårt trygge og kjente miljø. Når vi har påtatt oss for mange ansvarsområder, i tider med sorg og tragedie, når omstendighetene våre går ut av kontroll, føler vi oss stresset. Og når de grunnleggende behovene våre ikke blir oppfylt, føler vi oss truet og engstelige.

De fleste kristne deler troen på at Gud er suveren og i kontroll over livene våre. Vi tror han har gitt oss alt vi trenger for å leve. Så, når stresset dominerer våre liv, et sted langs den veien vi har mistet vår evne til å stole på Gud. Det er ikke ment å antyde at det er lett å oppnå en stressfri tilværelse i Kristus. Langt fra det.

Kanskje har du hørt disse ordene fra en annen kristen i et av øyeblikkene dine med stress: "Det du trenger å gjøre, bro, er bare å stole på Gud mer."

Hvis det bare var så enkelt, men et partnerskap med den gode legen vil gi deg verktøyene til å takle stress.

Hvis du vet at noe er alvorlig galt, er den raskeste veien til løsningen å innrømme at du har et problem. Noen ganger er det ikke lett å innrømme at du knapt henger på en tråd og ikke ser ut til å styre ditt eget liv.

Det å erkjenne problemet krever ærlig egenvurdering og ydmyk tilståelse. Salme 32: 2 sier: "Ja, hvilken glede for dem som Herren har fortalt skyld, som har levd i full ærlighet!" (NLT)

Når vi kan håndtere problemet vårt ærlig, kan vi begynne å få hjelp. Manuell vet vi vil møte problemer og den Manual (Bibelen) er den funksjonen og budskapet vi trenger.

Når du er overveldet av angst, stress og tap, mer enn noen gang, du trenger for å slå til Gud. Han er din alltid tilstedeværende hjelp i vanskelige tider. The Bible anbefaler å ta alt til ham i bønn.

Dette verset i Filipperne gir det trøstende løftet at når vi ber, vil hodet vårt beskyttes av en uforklarlig fred:

Må ikke være engstelig om noe, men i alt, ved bønn og bønn med takk, presentere dine forespørsler til Gud. Og Guds fred, som overgår all forstand, skal vokte dine hjerter og deres sinn i Kristus Jesus. (Filipperne 4: 6-7, NIV)

Gud lover å gi oss fred utover vår evne til å forstå. Han lover også å skape skjønnhet fra asken i livene våre når vi oppdager at håp kommer fra tap og glede som kommer fra tider med nærhet og lidelse. (Jesaja 61: 1-4)

Her er bare noen få eksempler på Bibelens stresslindrende vers:

2. Peter 1: 3
Hans guddommelige kraft har gitt oss alt vi trenger for liv og gudsfrykt gjennom vår kunnskap om ham som kalte oss ved sin egen herlighet og godhet. (NIV)

Matteus 11: 28-30
Da sa Jesus: "Kom til meg, alle dere som er trette og bærer tunge byrder, så vil jeg gi deg hvile. Ta mitt åk på deg. La

meg lære deg, fordi jeg er ydmyk og mild, og du vil finne hvile for deres sjeler. For mitt åk passer perfekt, og byrden jeg gir deg er lett. " (NLT)

Johannes 14:27
"Jeg overlater deg med en gave - trygghet og hjerte. Og freden jeg gir er ikke som den freden verden gir. Så ikke vær urolig eller redd." (NLT)

Salme 4: 8
"Jeg vil legge meg i fred og søvn, for du alene, Herre, vil holde meg i sikkerhet." (NLT)

Du trenger å bli kjent med disse eller andre lignende skrifter og være i stand til å dele dem med dine venner.
Vær oppmerksom på Good Doctor har mange verktøy for deg å bruke i hver dag liv.
En venn fortalte meg en gang: "Jeg finner at det er nesten umulig å være stresset og prise Gud på samme tid. Når jeg understreke, jeg bare begynne å prise og det stresset bare ser ut til å forsvinne."
Ros og tilbedelse vil ta tankene av oss selv og våre problemer, og fokusere dem på Gud. Når vi begynner å prise og tilbe Gud, virker plutselig problemene våre

i lys av Guds storhet . Musikk er også beroligende for sjelen. Neste gang du føler deg stresset, prøv å følge min venn råd og se om stress ikke begynner å løfte. Livet kan være utfordrende og komplisert, og vi er altfor sårbare i vår menneskelige tilstand til å unnslippe de uunngåelige kampene med stress. For kristne kan stress også ha en positiv side . Det kan være den første indikatoren på at vi har sluttet avhengig av Gud hver dag for styrke.

Vi kan la stress være en påminnelse om at livene våre har drevet bort fra Gud, en advarsel om at vi trenger å snu oss tilbake og klamre oss fast til vår frelses stein .

BLINDTARM

Jeg liker å legge inn noen interessante tanker og ting du kan tenke på når vi avslutter dette prosjektet.

Hvis jeg har en annen mening enn din, gjør det meg rett og tar du feil? Nei. Jeg sier hvordan Ordet når meg.

Det er mange ganger Ordet kan ha en annen melding med de samme ordene. Derfor er manualen veldig viktig for meg, og den skal være deg også. Jeg anbefaler å finne en bibeloversettelse du er komfortabel med og tilbringe tid daglig i Ordet. Du vil oppdage helsemessige fordeler av dette.

TIEN-BUDDOMMER

Jeg vil virkelig liste disse og berøre disse som en helhet. Jeg har hørt meninger om disse, og jeg må gi mine to cent verdt.

1 Ingen andre guder foran meg. "Du skal ikke ha noen andre guder foran meg."
-Modus 20: 3
Med tanke på hans suverenitet og godhet (vs. 2) blir vi befalt å ikke ha noen andre guder for Herren.

2Du skal ikke lage deg et utskåret bilde. "Du skal ikke lage deg et utskåret bilde ..."
-Modus 20: 4
Det første og det andre budet går hånd i hånd, og begge understreker behovet for å utføre vår tilbedelse utelukkende til den ene sanne Gud. Israelittene brøt med dette budet og laget

sitt eget utskårne bilde, en gullkalv, allerede før Moses kom ned fra fjellet.

3 Du skal ikke ta Herren din Guds navn forgjeves.
"Du skal ikke ta Herren din Guds navn forgjeves ..."
-Exodus 20: 7
Å ta Guds navn i forgjeves er å bruke det i en tom eller meningsløs måte. Fordi "det er ikke noe annet navn under himmelen, gitt blant mennesker, som vi kan bli frelst," vi må være forsiktig med å i stedet behandle navnet på Gud ære og ærbødighet (Apg 4:12).

4 Husk sabbatsdagen.
"Husk sabbatsdagen, for å holde den hellig."
-Exodus 20: 8
I visdom og nåde befalte Gud sitt folk å holde en ukentlig hviledag. Sabbaten skulle overholdes ved etterligning av Guds eget arbeid i skapelsen (2. Mosebok 20:11), så vel som hans forløsningsverk (5. Mosebok 5:15).

5 Hjær din far og din mor.
"Ær faren din og moren din ..."
-Exodus 20:12

Den femte budet er gjentatt av den apostelen Paulus som beskriver det som "det første bud med løfte" (Ef. 6: 2). Ære Gud betyr å hedre den myndighet han har plassert i våre liv.

6 Du skal ikke myrde. "Du skal ikke myrde."
-Exodus 20:13
Å ta menneskeliv er uttrykkelig forbudt. Jesus utdyper dette budet i Bergprekenen, og avslører at drapssyndelsen begynner i hjertet (Matt. 5: 21-22).

7 Du skal ikke begå utroskap. "Du skal ikke begå utroskap."
-Exodus 20:14
Helligheten i ekteskapet blir gitt oppmerksom oppmerksomhet i hele Skriften. Kristus minner oss om i Matteus 5: 27-30 at ekteskapsforholdet må ivaretas nøye.

8Du skal ikke stjele. "Du skal ikke stjele."
-Exodus 20:15

Tyveri er forbudt av Gud. I stedet skal vi være fornøyd med hva vi har og tillit Gud å levere alle våre behov i Kristus Jesus (1 Tim. 6: 6; Phil. 04:19).

9 Du skal ikke vitne falskt.
"Du skal ikke bære falske vitner mot din neste."
-Exodus 20:16
Ærlighet må alltid prege vår tale og oppførsel. Å avgi falskt vitnesbyrd mot vår neste er en krenkelse av en hellig Gud som er seg selv "sannheten og livet" (Johannes 14: 6).

10Du skal ikke begjære.
"Du skal ikke begjære ... noe som er naboen."
-Exodus 20:17
Gud har lovet å imøtekomme alle våre behov, både åndelige og fysiske, og vi bør derfor være tilfredse med hva han har gitt (Fil. 4:19; Matt. 6:33; Hebr. 13: 5).

Hva med en Kid- versjon? Barna dine trenger å bli kjent med de faktiske budene med et språk de kan forstå og forholde seg til.
Jesus sa alltid "la barna komme til meg." Din plikt hvis du er voksen er å

huske hva Jesus sa og oppmuntre dem til å se Jesus.

The Good Doctor gir deg et stort ansvar her.

Noe jeg vil si om de 10 bud er noe jeg har stor tro på.

Jeg har hørt referanse til de 10 bud for den moderne verden. Dagens versjon av de 10 bud. de var moderne da de ble skrevet. De er like moderne i dag. Ordet skal aldri endres for å passe til noe scenario. Ordet er Ordet og skal aldri endres.

The Good Doctor er ikke noen gammel mann sitter på sin veranda i en gyngestol. Kanskje gjør han det av og til, men han er like sterk og ungdommelig pluss eldre, alt sammen på en gang .

Du er ikke kommer til å lære ham noe? Forstår han internett og ting som HTML-koding? Hvis det var viktig for ham ja. Hvis det ikke er viktig for ham, vil han redde det for en regnfull dag.

INTERESSERDE FAKTA OM DEN GODE LÆKEREN

Matvaner

Jesus spiste brød som har vært en vanlig mat gjennom historien. Han har også spiste rent kjøtt slik som lam og fisk. Han spiste også egg fordi han en gang sa at egg er en god gave. Det gamle testamente sier at Jesus ville spise smør og honning og også spiste broiled fisk og honningkake.

2: Snekker av yrke

Jesus var kjent for å være en snekker, og dette indikerer at han ikke bare vokste opp i huset til tømrer, men han jobbet også der lenge nok til at folk kunne kjenne ham som en snekker.

3: Fødselsdato

Det er ingen oversikt over fødselsdatoen hans, men feires generelt den 25. desember hvert år. Mange forskere forteller at han ble født en gang om vinteren eller tidlig på våren.

4: Jesus og hans kusine

Døperen Johannes var Jesu andre fetter. Mary (det mor til Jesus) og Elisabeth (den mor til John) var søskenbarn. Johannes var omtrent 6 måneder eldre enn Jesus. Det var sannsynlig at de var sammen i løpet av oppveksten og til og med når unge menn vokste opp.

5: Familie

Jesus hadde flere halv brødre og søstre. I det minste ble noen av brødrene hans kalt James, Joses , Simon og Judas, men det var ikke noe navn på søsteren hans i Bibelen. Going av den historien den forteller at James ble leder av menigheten i Jerusalem.

6: Hans lidenskapelige side

Bibelen viser noen av veldig lidenskapelige scener fra Kristi liv. Han forårsaket undervekslingen av pengevekslerne i templet og ble rørt til tårer ved nyheten om Lazarus 'død.

7: Mann som hjalp Jesus

Det var en mann som var utskrevet til hjelp Jesus bære det kors opp til Golgata var Simon. Denne mannen var fra Cyrene som også ble kalt Niger. Han var fra landet Libya. Simon hadde to sønner kjent for den tidlige kirken.

8: Jesus sang på korset

Det første århundre jøder sang alltid salmene, og de ble sunget i sin helhet.

Det blir funnet ut at Jesus siterte Salmene i løpet av den mørkeste timen på Golgata.

9: Teenaged disipler

I det første århundre, da en gutt nådde begynnelsen av tenårene , ble han ansett som en mann. En kjent lærd hevder at alle de tolv disiplene var i slutten av tenårene.

10: Parfyme

Rett før hans død smurte Maria av Betania Jesus med en sterk duft. Når han ble tatt ned fra den korset da at sterk parfyme ble sprayet på ham og hvor mye parfyme var samme som av Kongen. Så da Han reiste seg fra sin død, var han velduftende. Salmene henviser også til det profetisk.

Et annet interessant faktum om Jesus Kristus var at han var en mester i ironi og vidd som vi kan se fra mange av hans ord. Siden vi lever i det 21. århundre, klarer vi lett å legge merke til bruken av humor som Jesus regelmessig brukte. Jesus fullførte den historien av Israel, og han gjen spilte det ned til detaljene.

Litt til..........

1. Jesus fikk navnet sitt fra en Guds engel som fortalte Josef at Maria var gravid av Den Hellige Ånd og ikke av et menneske. Joseph ble kommer til å skille seg fra Maria, men engelen fortalte ham ikke å gjøre dette, og for å nevne barnet Jesus.

2. Jesus var et ganske vanlig navn i den første halvdelen av det første århundret e.Kr. Det betyr i hebraisk: "Gud sparer".

3. Jesus gjorde ikke har et siste navn som oss i det 21. århundre. Kristus er ikke etternavnet hans , men en tittel som betyr "den salvede ".

4. Selv om millioner av mennesker feirer Jesu fødsel 25. desember, er de fleste lærde enige om at han ikke ble født den dagen. Hans fødselsdag feires i desember fordi det var datoen for den jødiske Festival of Lights, heter det Festival of Hanukkah, som falt på tjuefem til å tretti Kislev. Ingen egentlig vet nøyaktig når Jesus ble født. Noen lærde tror at Jesus kan
har blitt født om våren eller sommeren.

5. Det Bibelen sier ikke hvor mange vise menn kom for å se Jesus. Den tradisjonelle antall av tre kom fordi tre gaver er nevnt.

6. Stjernen i Betlehem var sannsynligvis en astrologisk forbindelse av Saturn og Jupiter. Ryktet har det at den stjerne kan være en nova eller en ny stjerne; en komet; eller en justering av Jupiter med stjernen Regulus. 7. Folk har vært å bruke "Xmas" siden de 1500-tallet. Hvis du sier "Xmas", tar du ikke "Kristus" ut av "julen". På gresk er "X" eller Chi den første bokstaven i Kristi navn. 8. De vise mennene har kanskje ikke møtt Jesus som nyfødt. Mange lærde mener de kom da Jesus var mellom 1 og 2 år gammel. Da de kom, sier Bibelen at de besøkte Jesus i familiens hus, ikke på stedet han ble født. 9. Etter at de vise menn ikke kunne rapportere tilbake til ham om Jesu fødsel, ga Herodes ordre om å drepe alle guttene i Betlehem og omegn som var yngre enn 2 år. Eksperter anslår at mellom 7 og 20 barn ble myrdet under denne massakren. 10. Jesus var den første og eneste babyen født til en jomfru og var det eneste menneske som noensinne levde et syndfritt liv. 11. Betlehem, Jesu fødested, betyr " brødhus." 12. Du kjenner til den scenen vi ofte ser hvor Joseph og den gravide Mary skal

til Betlehem, og Joseph går mens han leder et esel som Mary sykler på? Bibelen sier aldri at Mary syklet på et esel (hun kan ha gått).

13. Jesus var ikke hvit, slik de fleste portretter av ham ville få oss til å tro. Bibelen erklærer Jesu jødiskhet, noe som betyr at han sannsynligvis hadde lys til mørkebrun hud.

KONKLUSJON

Forskningen min trekker bare en mulig konklusjon, at Jesus var og er den gode lege. Ingen kan bestride hvem han var. Du har kanskje spørsmål om ham, men det kan føre til forskning og kunnskap om ham, men hans identitet skal aldri stilles spørsmål. NOENSINNE.

Å lese mine egne ord bekrefter på ny min tro på den gode legen. Jeg satt ut for å hjelpe deg, men jeg kan ha blitt forkynt til meg selv forkynnelsen til koret konseptet.

Kanskje det er en god setning.

Hvis noe skrevet her har hjulpet deg, vil jeg høre fra deg.

Din partner i teamet om gode leger
....
Jks1227@yahoo.com